Umschreibung Frühling

I0481628

Wie heißt der gesuchte Begriff?

Casilda Berlin

Weitere Bücher für Senioren von Casilda Berlin:

Umschreibung Tiere – Wie heißt das gesuchte Tier? Band 1
Seniorenbeschäftigung Rätsel
ISBN-13: 978-1978395756

Umschreibung Gegenstände – Wie heißt der gesuchte Gegenstand?
Seniorenbeschäftigung Rätsel
ISBN-13: 978-1978430990

Umschreibung Blumen und Garten – Wie heißt die Blume oder der Gegenstand?
Seniorenbeschäftigung Rätsel
ISBN-13: 978-1977997524

Umschreibung Alte Schätzchen – Wie heißt das gesuchte Wort?
Seniorenbeschäftigung Rätsel
ISBN-13: 978-1979365628

50 Bilder, die leicht gelingen – ein Ausmalbuch für Senioren (Anfänger)
ISBN-13: 978-1530264391

50 Bilder, die leicht gelingen, Band 2 – ein Ausmalbuch für Senioren (Anfänger)
ISBN-13: 978-1978166431

Blumen, die leicht gelingen – Ausmalbuch für Senioren
ISBN-13: 978-1541086999

MANDALAS die leicht gelingen - Malbuch für Senioren (Anfänger)
ISBN-13: 978-1546636649

50 anspruchsvolle Bilder: Ein Ausmalbuch für Senioren (Fortgeschrittene)
ISBN-13: 978-1530324781

Besuchen Sie die Autorin Casilda Berlin, und holen Sie sich
1 kostenloses ebook zum Ausmalen:

www.casilda-berlin.de

ISBN: 978-1985155268

Wie heißt der gesuchte Begriff?

Viele Senioren lösen gerne Rätsel, auch dann, wenn die grauen Zellen etwas nachgelassen haben. In der Seniorenbeschäftigung gehören Rätsel inzwischen zu den Klassikern.

Dieses Rätselbuch eignet sich für Einzel- und Gruppenmaßnahmen und wird mit einem Begleiter durchgeführt. So kann es auch für einen unterhaltsamen Nachmittag unter Freunden oder in der Familie, wo es um Seniorenbeschäftigung geht, zum Einsatz kommen.

Alle zu erratenden Begriffe zum Thema Frühling sind Senioren bekannt wie zum Beispiel Tulpen, Ostern, Aprilscherz, Maikäfer, Eisheilige und Frühlingsputz.

Teilnehmer, die den gesuchten Begriff erraten, erleben freudige Erfolgserlebnisse. Diese können verstärkt werden, indem für jede richtige Lösung eine Kleinigkeit wie z. B. ein Schokoriegel oder ein Bonbon überreicht wird.

Das Buch wurde im Praxisalltag in der Seniorenbetreuung entwickelt, um die geistigen Fähigkeiten und die Kommunikation anzuregen. Die grauen Zellen werden dadurch spielerisch trainiert und auf Vordermann gebracht.

Die Rätsel-Anforderungen passen für die Pflegegrade 1 bis 3, in Einzelfällen auch für Pflegegrad 4.

So gelingt die Rätselrunde:

Alle Teilnehmer beteiligen sich daran, herauszufinden, welches Gericht oder Getränk gemeint ist.

Eine Person (z. B. Familienangehöriger, Partner, Gruppenleiter oder Begleiter) erklärt die Vorgehensweise:

Mehrere kurze Sätze geben Hinweise auf das gesuchte Wort.

Jeder Satz wird langsam und für alle Teilnehmer gut verständlich vorgelesen. Nach jedem Satz wird eine kleine Pause eingelegt und gefragt, ob es Vorschläge zu dem gesuchten Begriff gibt.

Der erste Satz wird dann wiederholt, anschließend der zweite ergänzt.

Dann werden beide Sätze wiederholt und der dritte Satz ergänzt. Der Begleiter fragt erneut nach Ideen.

Nach und nach wird Satz für Satz vorgelesen, bis das gesuchte Gericht oder Getränk gefunden ist.

Wenn die Teilnehmer keine Lösung finden, nennt der Begleiter am Ende den gesuchten Begriff.

Wird das Wort vorzeitig erraten, werden die noch übrigen Sätze vorgelesen.

Anschließend geht es weiter mit der nächsten Seite.

1. Dieser Frühlingsbote ist bei Jung und Alt sehr beliebt.

2. Wenn man ihm begegnet, weiß man, dass der Frühling nicht mehr lange auf sich warten lässt.

3. Den Winter verbringt er mit seinen Artgenossen in Blätterhaufen, Baumrinden, Felsspalten und Steinen.

4. Gelegentlich wird auch ein Fensterrahmen als Winterquartier ausgewählt.

5. Er gehört zur Familie der Käfer und gilt mit bis zu 91 Flügelschlägen pro Sekunde als guter Flieger.

6. Typisch sind nicht nur seine schwarzen Punkte auf dem Rücken, sondern auch die halbkugelige Körperform.

Antwort: Marienkäfer

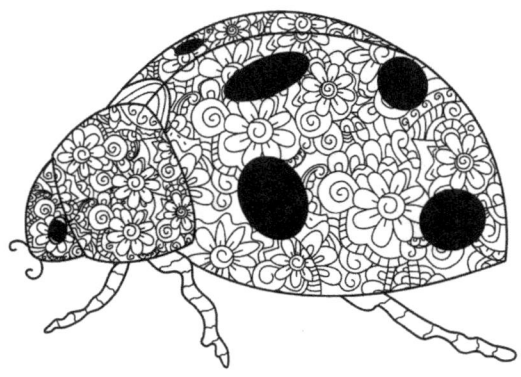

1. Die farbenfrohe Blütenpracht dieser Blume reicht von weiß, gelb, rosa, rot bis hin zu lila und blau.

2. Diese beliebte Blume mag es drinnen und draußen.

3. Sie ist anspruchslos und gedeiht überall - auf der Fensterbank im Wohnzimmer, im Blumenkasten auf dem Balkon oder ausgetopft im Blumenbeet.

4. Ohne Blüten wirkt sie etwas langweilig und erinnert an Salatblätter.

5. Ihren Namen verdankt sie der Tatsache, dass sie eine der ersten blühenden Pflanzen ist, die das Ende des Winters einläutet.

6. Sie ist ein Symbol für den nahenden Frühling und wird gerne mit Tulpen und Osterglocken kombiniert.

Antwort: Primel

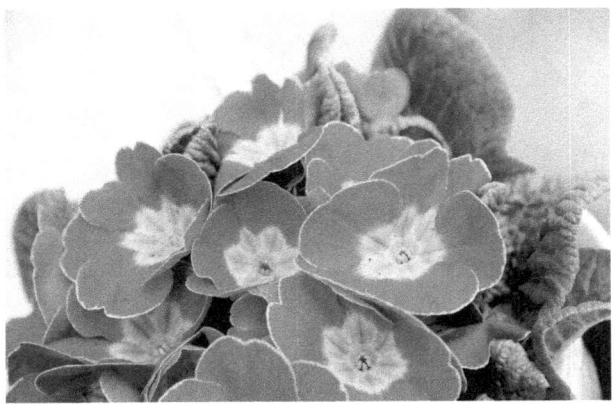

1. Gesucht wird eine bestimmte Wetterart, die das ganze Jahr über vorkommen kann.

2. In einigen Bauernregeln wird auf dieses Wetter Bezug genommen.

3. Das Wetter gilt als sehr launisch und wechselhaft.

4. In den Wochen, in denen dieses Wetter besonders zu erwarten ist, sollte man möglichst immer einen Regenschirm mitnehmen.

5. Ob Sonnenschein, starke Bewölkung, Schnee oder Regen – bei diesem Wetter ist alles drin.

6. Schirm auf, Schirm zu, Jacke an, Jacke aus. Frieren, Schwitzen und Bibbern – alles ist möglich.

7. Die bekannteste Bauernregel sagt hierzu: „April, April, er macht was er will".

Antwort: Aprilwetter

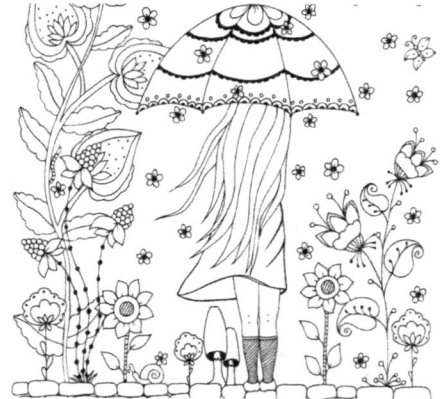

1. Gesucht wird ein Datum, mit dem eine neue Jahreszeit definiert wird.

2. Sobald nach dem Winter die ersten wärmenden Sonnenstrahlen erscheinen, kriecht alles aus den Löchern raus.

3. An diesem Datum ist der Tag genauso lang wie die Nacht.

4. Die Tage werden ab jetzt länger, die Sonne scheint öfter, die Laune der Menschen verbessert sich von Tag zu Tag.

5. Eine alte Bauernregel sagt: „Wenn die Drossel schreit, ist er nicht mehr weit".

6. Oma legte weniger Wert auf den Kalender, sondern für sie war der Start der neuen Jahreszeit dann, wenn die ersten Schneeglöckchen blühten.

7. Gesucht wird der Beginn einer Jahreszeit, der rein kalendarisch auf den 20. März datiert ist.

Antwort: Frühlingsanfang

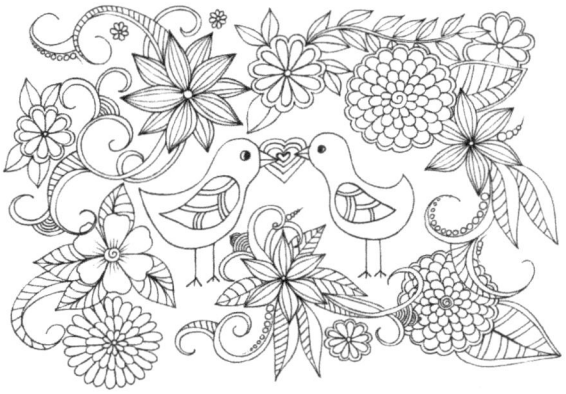

1. Sobald es draußen wärmer wird, verlässt dieses Tier sein Winterquartier, um die Kotblase zu entleeren.

2. Im Februar erfolgt die Eiablage, sodass ab März die Aufzucht der Jungtiere erfolgt.

3. Das Frühjahr ist für dieses Tier eine sehr aktive Jahreszeit, denn 80 % der Blüten werden hierdurch in dieser Zeit bestäubt.

4. Ohne diese Bestäubung können Pflanzen keine Früchte bilden.

5. Zu den ersten Blüten, die angeflogen werden, zählen Schneeglöckchen, Hasel und Weiden.

6. Es wird immer nur eine Blütenart besucht und so lange Nektar gesammelt, bis bei dieser Blütenart nichts mehr vorhanden ist.

7. Um 1 Kilogramm Honig zu erzeugen, muss das gesuchte Tier bis zu 15 Millionen Blüten besuchen.

Antwort: Biene

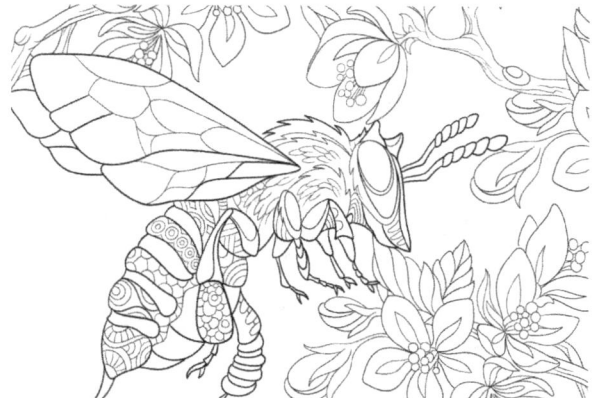

1. Gesucht wird eine beliebte Frühlingsblume, die von Mai bis Juni blüht.

2. Sie steht für Reinheit und Demut.

3. Mit seinen Ausläufern kann sie sich unkrautartig vermehren.

4. Im Jahr 2014 wurde sie zur Giftpflanze des Jahres gewählt.

5. Es sind alle Pflanzenteile giftig, besonders betrifft dies aber die Früchte und Blüten.

6. Die Blätter sehen ähnlich aus wie Bärlauch und werden damit leicht verwechselt.

7. Sie verbreitet einen typischen Frühlingsduft, der Insekten anlockt.

8. Das Erkennungsmerkmal für diese Frühlingsblume sind ihre hübschen weißen Glockenblüten.

Antwort: Maiglöckchen

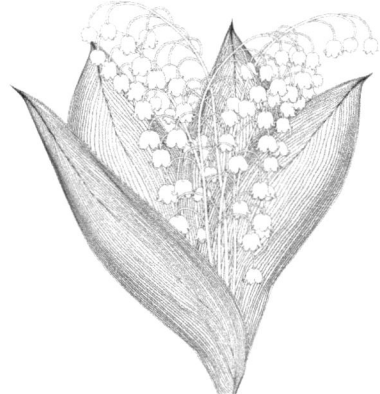

1. Gesucht wird ein Feiertag im Frühling, der zwischen dem 22. März und dem 25. April liegt.

2. Der Tag fällt jedes Jahr auf einen anderen Termin.

3. Das Datum orientiert sich an dem ersten Frühjahrsvollmond.

4. Alle weiteren Feiertage, die diesem Datum nachfolgen, leiten sich von diesem Tag ab.

5. Traditionell geht dieser Festtag auf den christlichen Glauben zurück, der hiermit die Auferstehung von Jesus feiert.

6. Aschermittwoch ist immer 46 Tage vor diesem Tag, Pfingsten ist 49 Tage danach.

7. Der Freitag vor diesem Fest heißt Karfreitag.

Antwort: Ostern

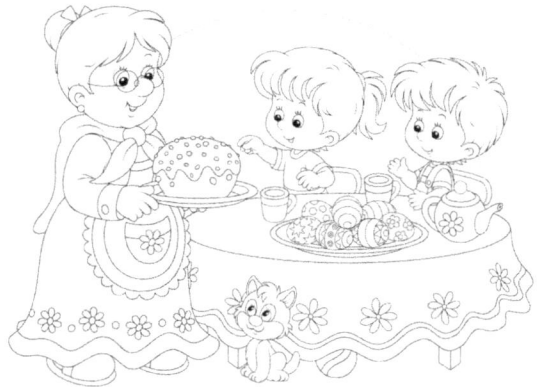

1. Gesucht wird eine Gemüsesorte, die von April bis Oktober geerntet werden kann.

2. Man kann sie im Supermarkt kaufen oder bequem im Garten oder auf dem Balkon züchten.

3. Wichtig ist eine ausreichende Wasserversorgung, sonst wird das Gemüse von innen hohl und sehr scharf.

4. Erkennbar ist die Gemüsesorte an seinem dunkelgrünen Schopf.

5. Zur längeren Lagerung wird der grüne Schopf entfernt, weil dieser den Knollen sonst Feuchtigkeit entzieht.

6. Der Name kommt aus dem Lateinischen und leitet sich von dem Wort „radix" ab, was so viel wie Wurzel heißt.

7. Die Wuchsform der roten Knollen ist rund oder länglich.

Antwort: Radieschen

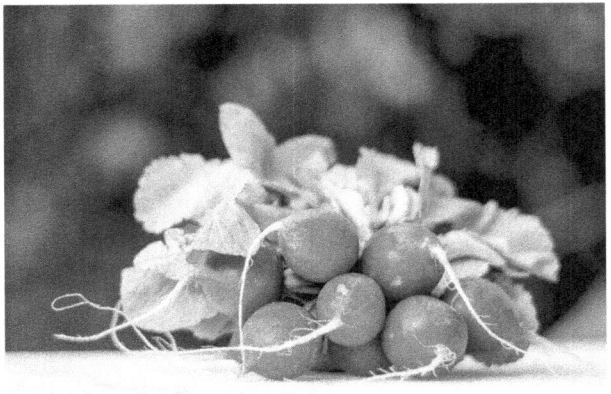

1. Gesucht wird ein Brauch, der schon einige hundert Jahre alt ist, aber dessen Ursprung bis heute nicht wirklich geklärt ist.

2. Auch Radio- und Fernsehsender und Zeitungen greifen dieses Thema gerne auf.

3. Es wird geflunkert, bis sich die Balken biegen.

4. Wer nicht aufpasst, wird ziemlich an der Nase herumgeführt.

5. An einem bestimmten Tag im Jahr betreiben Leute gerne Schabernack.

6. Man sagt auch: „Jemanden in den April schicken".

7. Wenn man die Angelegenheit aufklärt, ruft man: „April, April!"

Antwort: Aprilscherz

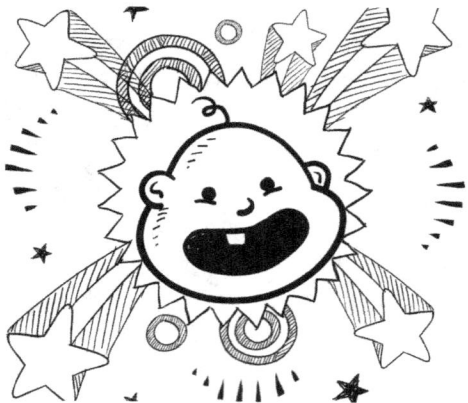

1. Gesucht wird eine bestimmte Blütenart.

2. Neben Haselnuss, Krokussen und Schneeglöckchen sind diese besonderen Blüten ein weiterer Bote des nahenden Frühlings.

3. Spätestens wenn die Bienen diese Blüten umschwärmen, heißt es, dass der Frühling vor der Türe steht.

4. Die Blütenart steht unter Naturschutz, weil Bienen und andere Insekten sie als ihre erste wichtige Nahrungsquelle nach der Winterpause nutzen.

5. Die honiggelben flauschigen Blüten werden im Frühling zu Sträußen und Gestecken verarbeitet.

6. Die gesuchte Blütenart findet sich an verschiedenen Weidenbäumen.

Antwort: Weidenkätzchen

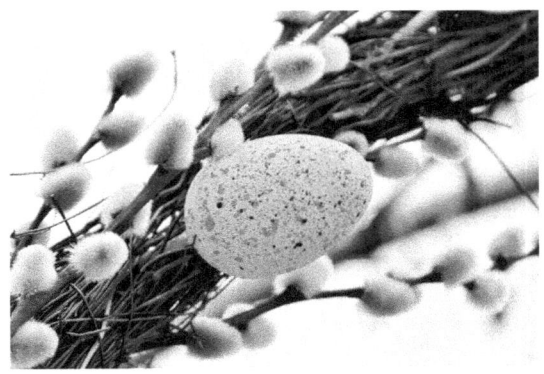

1. Gesucht wird ein ganz besonderer Frühlingsbote.

2. Er ist weder ein Tier noch eine Pflanze.

3. Schätzungsweise gibt es hiervon 25 Millionen Stück in deutschen Gärten.

4. Wenn er im heimischen Garten erscheint, erstrahlt der Frühling meist schon in voller Pracht.

5. Nur hart gesottene Vertreter überwintern schutzlos im Freien.

6. Mit Schaufel, Spitzhacke und Schubkarre ausgestattet macht er sich im Garten breit.

7. Schon von Weitem ist dieser sympathische und typisch deutsche Gartenbewohner an seiner roten Zipfelmütze zu erkennen.

Antwort: Gartenzwerg

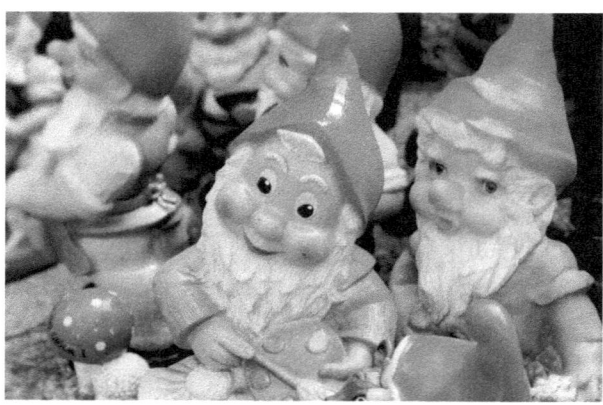

1. Fast überall, wo es Pflanzen gibt, ist der Lebensraum dieses Tieres.

2. Von diesem Tier überleben nur die wenigsten Arten den Winter.

3. Je nach Art kann es den Winter auf Dachböden, in hohlen Bäumen oder in Kellern verbringen.

4. Der Admiral überwintert im warmen Südeuropa und kommt im Frühjahr zurück.

5. Die größten Feinde sind Vögel undSpinnen.

6. Die auffallend langen Fühler sehen aus wie dünne Fäden oder Kämme.

7. Je nach Art befinden sich 1 Million Farbschuppen auf den Flügeln, wodurch sie so wunderschön bunt sind.

8. Zu den bekanntesten Arten gehören das Pfauenauge und der Zitronenfalter.

Antwort: Schmetterling

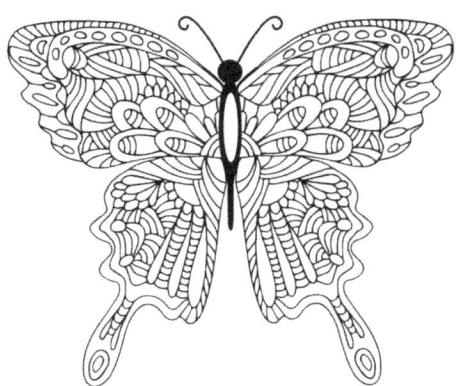

1. Hier geht es ums kühle Nass.

2. Ohne Baderegeln geht manches im Wasser unter.

3. Bei Gewitter hat man hier nichts zu suchen, denn wenn ein Blitz ins Wasser einschlägt, breitet sich dieser explosionsartig aus.

4. Wasserratten sind hier unter sich.

5. Der Temperaturunterschied zwischen Luft und Wasser ist im Frühling meistens sehr groß. Dann ist es im Wasser wärmer als draußen.

6. Schwimmer können es kaum erwarten, dass diese Einrichtung im Frühling wieder öffnet.

7. Bei Problemen im Schwimmbecken eilt blitzschnell ein Bademeister zu Hilfe.

Antwort: Freibad

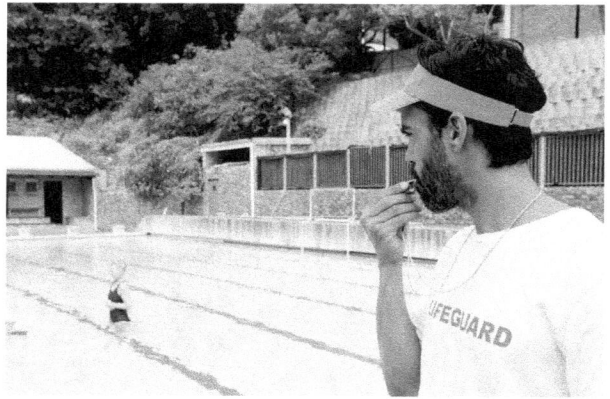

1. Gesucht wird eine Pflanze, die bei unabsichtlichem Verzehr zu Erbrechen, starkem Durchfall, Krämpfen, Zittern und Lähmungen führt.

2. Sie kann einfach durch das Abteilen von Tochterzwiebeln vermehrt werden.

3. Die Stängel selbst haben keine Blätter.

4. Der englische Thronfolger Prinz Charles trägt diese Blume ab und zu am Revers, weil sie die Nationalblume von Wales ist.

5. Sie blüht von März bis April und schmückt Gärten, Parkanlagen und heimische Blumenvasen.

6. Ostern steht sie meistens in voller Pracht und Blüte.

7. Typisch sind die großen becherartigen gelben oder weißen Blüten.

8. Eine andere Bezeichnung für diese wunderschöne Frühjahresblume ist Gelbe Narzisse.

Antwort: Osterglocke

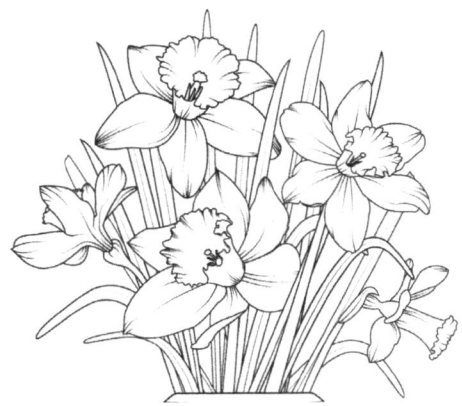

1. Gesucht wird ein Phänomen, das als typisch für den Frühling gilt.

2. In Deutschland ist jeder zweite Mensch davon betroffen.

3. Mediziner erklären diese körperliche Schwäche damit, dass der Körper aus einer Art Miniwinterschlaf erwacht.

4. Wenn man hiervon betroffen ist, fühlt man sich gesund, aber ständig müde.

5. Während es da draußen kräftig sprießt und die Natur zu explodieren scheint, klagen viele Menschen über Schlappheit und Energielosigkeit.

6. Morgens kommt man kaum aus dem Bett und anschließend gähnt man sich durch den ganzen Tag.

7. Diese Art von Müdigkeit in der Übergangszeit vom Winter in den Frühling hat eine eigene Bezeichnung.

Antwort: Frühjahrsmüdigkeit

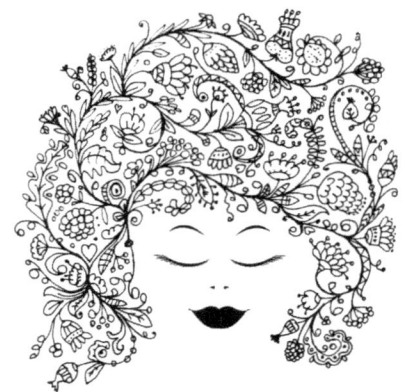

1. Gesucht wird eine Pflanze, die drinnen und draußen gedeiht.

2. Im Garten beginnt sie im Frühling neu zu keimen, ab April ist die erste Ernte möglich.

3. Die Blüten sind essbar und auch für Bienen und andere Insekten eine wichtige Nahrungsquelle.

4. Geerntet werden die filigranen röhrenförmigen Blätter, die aus den unterirdischen Zwiebeln wachsen.

5. Dieses äußerst nährstoffreiche Lebensmittel ist eines der beliebtesten Küchenkräuter.

6. Andere Bezeichnungen sind Jakobszwiebel, Binsenlauch und Graslauch.

Antwort: Schnittlauch

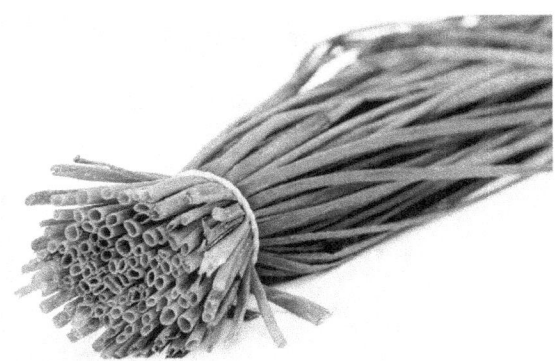

1. Im Allgemeinen steht dieser Gegenstand als Symbol für Fruchtbarkeit und neues Leben.

2. Früher wurde er der Frühlingsgöttin Ostara zum Opfer gebracht.

3. Vor 1.000 Jahren wurde er von Priestern nach der Ostermette an die Gläubigen verschenkt.

4. Damals war er immer rot und stand für das Blut von Jesus, heute sind alle Farben möglich.

5. Am Ostersonntag brachte man ihn zur Weihung im geschmückten Korb in die Kirche.

6. Die Färbung von ausgeblasenen Varianten erfolgte früher aufgrund des christlichen Glaubens am Karsamstag.

7. Hasen verstecken ihn in Haus und Garten. Je nach Region übernimmt diese Aufgabe auch ein Fuchs, Storch oder Kuckuck.

Antwort: Osterei

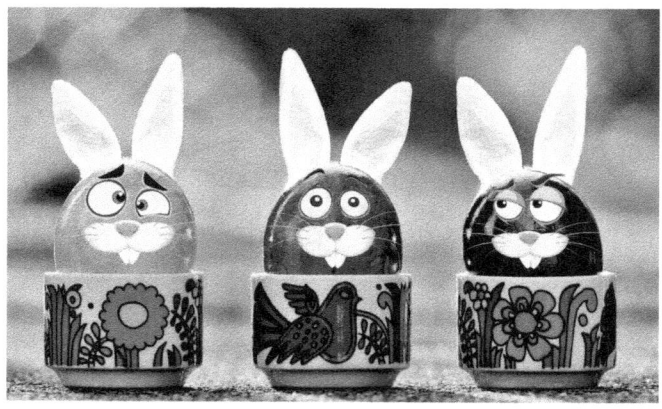

1. Gesucht wird ein Monat.

2. Ursprünglich begann der römische Kalender mit diesem Monat als erstem Monat.

3. Im Altdeutschen hieß dieser Monat Lenz oder Lenzmond.

4. Er ist nach dem römischen Kriegsgott Mars benannt.

5. Er beginnt immer mit demselben Wochentag wie der November.

6. In diesem Monat wird die Uhr auf Sommerzeit umgestellt.

7. Es ist der Monat, in dem der kalendarische Frühling beginnt.

8. Glaubt man einem bekannten Lied, dann spannt der Bauer in diesem Monat die Rösslein ein.

Antwort: März

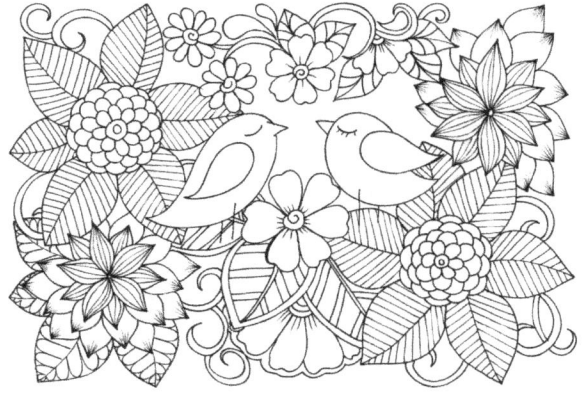

1. Gesucht wird ein Tier, das die meiste Zeit seines Lebens als Larve unter der Erde verbringt.

2. Seine größten Feinde sind Vögel, Igel, Marder und Wildschweine.

3. Nach einer Zeit von 3 – 4 Jahren kriecht es aus der Erde hervor und pflanzt sich dann als Käfer fort.

4. Wenn es in seiner Käferform in Schwärmen auftritt, kann es ganze Wälder entlauben.

5. Auch im seinem Leben als Larve kann es große Schäden anrichten, indem es unter der Erde Wurzeln von Bäumen anfrisst.

6. Das gesuchte Tier wird nach einem Frühlingsmonat benannt, in dem es am häufigsten zu sehen ist.

Antwort: Maikäfer

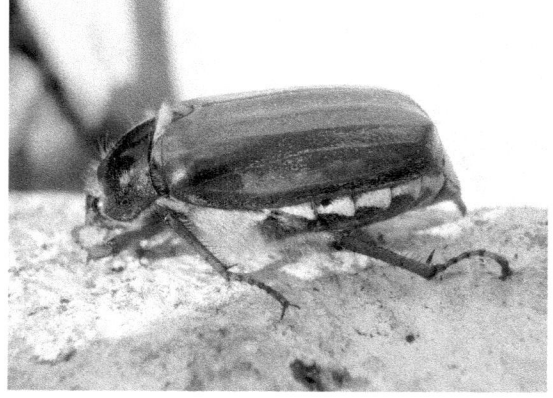

1. Gesucht wird eine Gemüsesorte, die es nur im Frühjahr gibt.

2. Sie besteht zu 90 % aus Wasser und wirkt nach dem Verzehr entwässernd.

3. Am Geruch des Urins ist der Verzehr dieses beliebten Gemüses erkennbar.

4. Die Saison für dieses Gemüse geht am Johannistag zu Ende.

5. Die Ernte ist echte Handarbeit, denn jedes einzelne Stück wird von Hand gestochen.

6. Ob das Gemüse reif ist, erkennt man daran, wenn ein Kopf das Licht der Welt erblickt.

7. Wenn jemand sehr schlank ist, heißt es auch: „Er ist dünn wie ein S....tarzan".

Antwort: Spargel

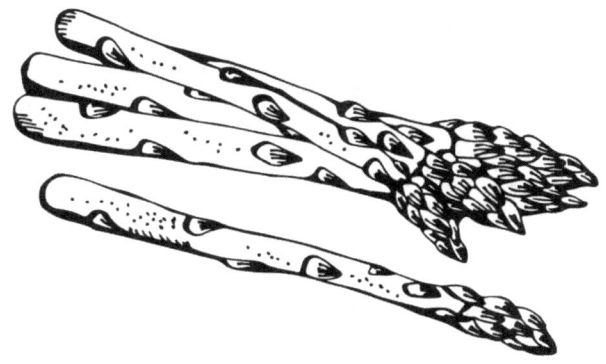

1. Gesucht wird ein Tier, das im Frühjahr sehr viel Nachwuchs bekommt.

2. Früher haben sich Menschen an diesem Naturereignis orientiert, weil es für sie ein Zeichen für das Ende des Winters war.

3. Heute wird dieses Tier aus Schokolade und Plüsch hergestellt und vor allem Kindern geschenkt.

4. In Australien läuft ein Kaninchennasenbeutler dem gesuchten Tier den Rang ab und wird Bilby genannt.

5. Kaum vorstellbar, aber bis kurz vor dem ersten Weltkrieg war dieses heute so beliebte Tier in vielen Teilen Deutschlands unbekannt.

6. Schon jedes Kind fragt sich, wie es sein kann, dass dieses Tier die Eier bringt.

7. Es ist das Symboltier schlechthin für Ostern.

Antwort: Osterhase

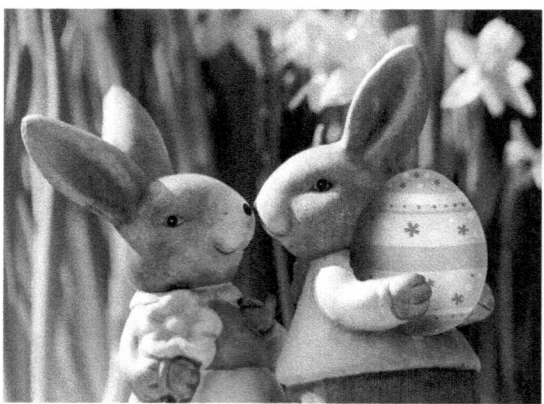

1. Gesucht wird eine bestimmte Tierfamilie.

2. Man kann den Frühling nicht nur sehen und riechen, sondern mit diesen Tieren sogar auch hören.

3. Egal ob im Garten, auf Feldern, in Parks oder Wäldern – die gesuchten Tiere werden munter und aktiv, sobald es draußen warm wird.

4. Mit dem morgendlichen Gesang im Frühjahr gehen die Tiere auf Brautfang.

5. Im Unterschied zu anderen Vogelarten müssen diese Vögel das Singen lernen, denn es ist nicht angeboren.

6. Zu der gesuchten Tierfamilie gehören Amseln, Spatzen, Finken und Meisen.

Antwort: Singvögel

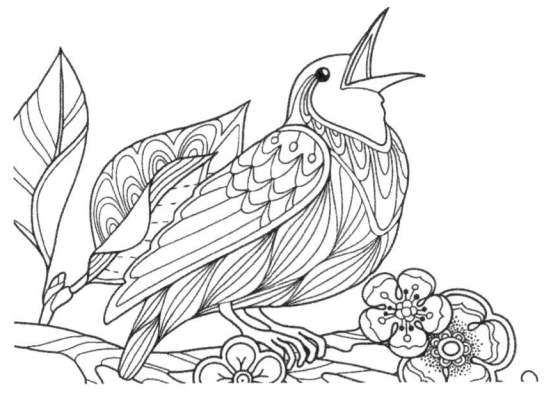

1. Gesucht wird ein bestimmter Tag im Frühling.

2. Dieser wird erst seit 100 Jahren in Deutschland gefeiert.

3. Der Erfinderin dieses Tages ging es um mehr Gleichberechtigung für Frauen.

4. Seit 1945 findet dieser besondere Tag immer am zweiten Sonntag im Mai statt.

5. Die Kassen von Blumengeschäften klingeln an diesem Tag ganz besonders kräftig.

6. Kinder sind an diesem Tag gefordert und bereiten sich mit Gedichten und selbstgebastelten Geschenken schon tagelang vor.

7. An diesem Tag geht es darum, dass Kinder ihren Müttern eine Freude bereiten.

Antwort: Muttertag

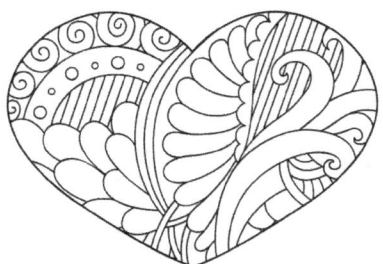

1. Gesucht wird eine bestimmte Blüte.

2. Diese Blüte gilt als ein Zeichen des Vollfrühlings.

3. Diese Blüte ist weit verbreitet und sogar in hohen Lagen von über 1.000 Metern anzutreffen.

4. Ohne bestäubende Bienen oder andere Insekten wären diese Blüten hilflos, sodass keine Früchte entstehen könnten.

5. Je früher die jeweiligen Bäume erblühen, umso milder verläuft die Witterung.

6. Eine einzige zu kalte Nacht kann die Blütenpracht dieses beliebten Obstbaumes vernichten.

7. Die Blüte ist weiß mit einem zartrosa Schimmer.

Antwort: Apfelblüte

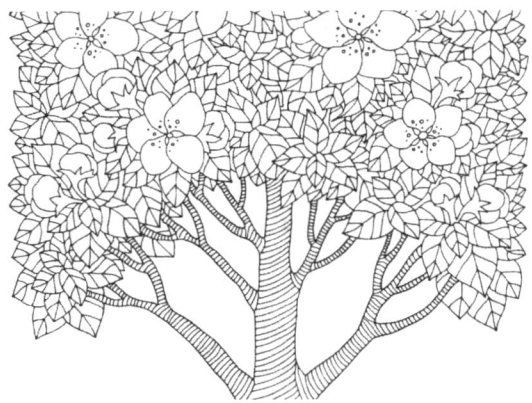

1. Gesucht wird ein Tier, das in der Dämmerung und nachts am muntersten ist.

2. Es pfeift, ruft, keckert oder knattert, um auf mögliche Partner aufmerksam zu machen.

3. Es ist wechselwarm, sodass die Körpertemperatur von der Umgebungstemperatur abhängt.

4. Seine Schenkel sind in einigen Ländern wie Frankreich, Portugal und Belgien beliebte Delikatessen.

5. An den Enden jedes Fingers befinden sich Haftballen, mit deren Hilfe es sogar auf einer spiegelglatten Fläche Halt hat.

6. Sein Lebensraum sind fischfreie Seen, Flüsse und Teichanlagen.

7. Von Frühjahr bis Sommer gibt es bundesweite Quakkonzerte.

Antwort: Frosch

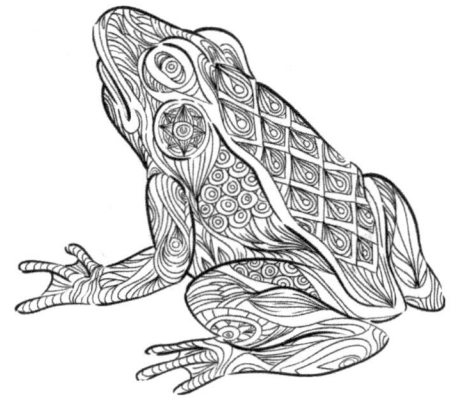

1. Gesucht wird eine Blume mit einer vielfältigen Blütenfarbe: weiß, rot, gelb, orange, rot, rosa, gestreift bis hin zu blau und schwarz.

2. Alle Pflanzenteile sind giftig und können bei unabsichtlichem Verzehr zu Bauchschmerzen, Durchfall, Übelkeit oder Erbrechen führen.

3. Die Namensgebung dieser Blume wird darauf zurückgeführt, dass die Blütenform an einen Turban erinnert.

4. Sie ist vielseitig einsetzbar, als Schnittblume in der Vase, im Garten oder auf dem Balkon.

5. Obwohl die meisten Menschen denken, die Blume käme aus Holland, hat sie ihren Ursprung dennoch in Persien und der Türkei.

6. Diese Frühlingsblume blüht von März bis Mai und ist eine mehrjährige Zwiebelpflanze.

7. In Holland ist fast die Hälfte aller Blumenfelder mit dieser hübschen Blume bepflanzt.

Antwort: Tulpe

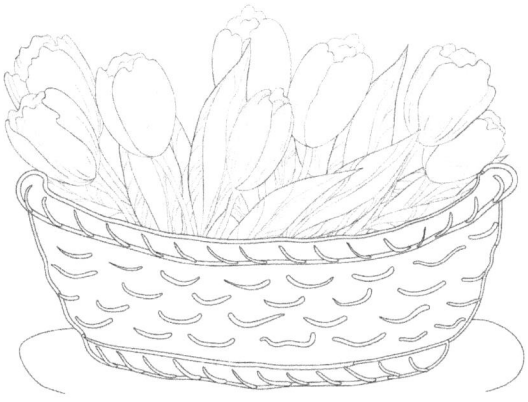

1. Der älteste Hinweis auf dieses Tier und dem damit verbundenen österlichen Brauch stammt aus der Bibel.

2. Der Brauch geht auf das jüdisch-christliche Pessach-Fest zurück.

3. Früher bestand die erste Mahlzeit an Ostern oder nach der Fastenzeit aus dem Fleisch dieses Tieres.

4. Bis auf die griechisch-orthodoxen Christen wird diesem Brauch heute nicht mehr eine so hohe Bedeutung zugemessen.

5. Heute steht dieses besondere Tier hauptsächlich als Symbol dafür, dass die Natur erwacht und den Winterschlaf beendet.

6. Ostern ist die Zeit, in der Schafe ihren Nachwuchs bekommen, der auch wie der gesuchte Begriff genannt wird.

7. Aus den alten Brauchtümern resultiert die schöne Tradition, dass dieses Tier in gebackener Form am Ostersonntag jede Kaffeetafel krönt.

Antwort: Osterlamm

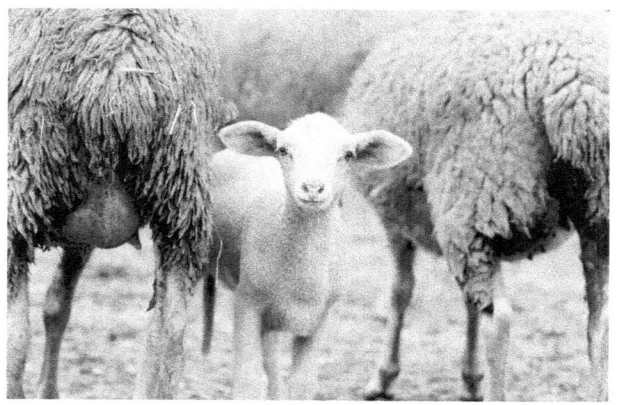

1. Gesucht wird eine bestimmte Nacht.

2. Je nach Region ist es üblich, in dieser Nacht den Nachbarn Streiche zu spielen.

3. Traditionell wird die Nacht zum 1. Mai so bezeichnet.

4. Der Legende nach holen die Hexen ihre Besen aus den Kellern und tanzen auf dem Hexenberg.

5. Sie reiten nicht nur auf Besen, sondern auch auf Ziegenböcken oder Katzen.

6. Der Name für diese besondere Nacht wird auf die Heilige Walburga zurückgeführt.

Antwort: Walpurgisnacht

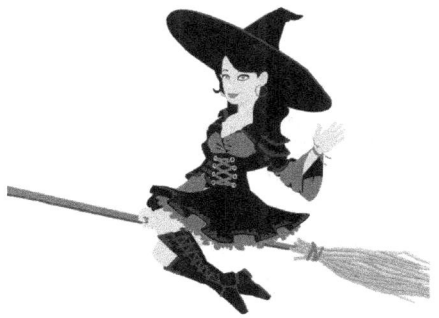

1. Gesucht wird eine beliebte Obstsorte, die von Mai bis Juli Hochsaison hat.

2. Man unterscheidet einmal tragende Pflanzen und Züchtungen, die bis in den Herbst hinein stetig neue Blüten bekommen.

3. An der Oberfläche der Früchte befinden sich winzig kleine gelbliche Nüsschen.

4. Aufgrund dieser Nüsschen wird die Obstsorte den Sammelnussfrüchten zugeordnet.

5. Jung und Alt lieben die süßen Früchte, sei es frisch aus dem Garten, auf dem Tortenboden, als Eis, Milchshake oder Marmelade.

6. Die gesuchte Obstsorte gilt als die Königin der Beeren.

Antwort: Erdbeere

1. Gesucht wird ein Monat.

2. Früher wurden in diesem Monat die Tiere auf die Weide getrieben, demzufolge der Monat auch Weidemond hieß.

3. Der erste Tag des Monats ist ein internationaler Feiertag.

4. Schon viele Sänger und Dichter ehrten diesen beliebten Monat mit Gedichten und Liedern.

5. Glaubt man einem bekannten Lied, dann macht er alles neu.

6. Er wurde früher auch als Blumenmond bezeichnet, weil in diesem Monat die meisten Pflanzen blühen.

7. Er wird häufig auch Wonnemonat genannt.

Antwort: Mai

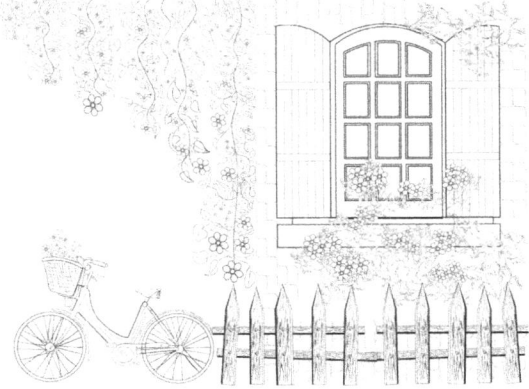

1. Gesucht wird ein Brauch, den schon unsere Vorfahren pflegten und bei dem im Frühjahr Russ der Holzöfen aus den Häusern entfernt wurde.

2. Heute ist diese Aktion meistens Frauensache.

3. Am liebsten schiebt man die Tätigkeit tagelang vor sich her.

4. Nicht jeder pflegt diese Tradition im Frühjahr, sondern erledigt alles nach und nach so wie gerade Lust und Zeit vorhanden ist.

5. Sobald die dunklen Wintertage überstanden sind, bringen die hellen Sonnenstrahlen Schmutz und Staub zum Vorschein.

6. Bei dieser Aktion wird im Frühjahr dort geputzt und entrümpelt, wo man in der sonstigen Jahreszeit ein Auge zudrückt.

Antwort: Frühjahrsputz

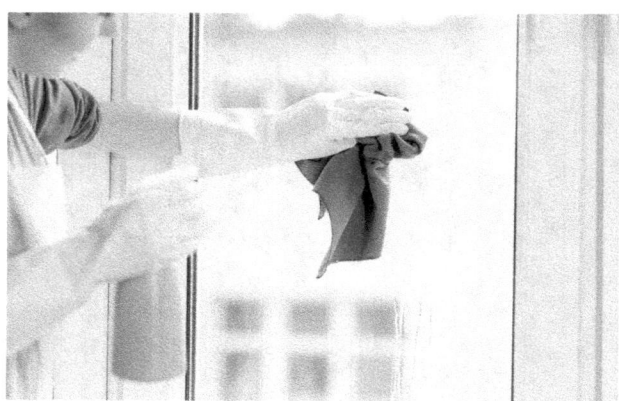

1. Gesucht wird ein Tier, das den Winter im Süden verbringt und im April zurückkehrt.

2. Matrosen und Seemänner verbinden mit ihm das Gefühl von Sehnsucht, Hoffnung und Heimat, sodass es zu einem der beliebtesten Tattoo-Motive gehört.

3. Es gehört zu den Zugvögeln, aber fliegt nie aufs offene Meer hinaus.

4. Es bleibt ein Leben lang mit einem Partner zusammen.

5. Einem alten Glauben nach soll es Glück bringen, wenn es sich auf einem Dach befindet.

6. Eine andere Bezeichnung ist Muttergottesvogel, was auf alte Bauernregeln zurückgeführt wird.

7. Typisch ist der Nestbau, der überwiegend an schlecht zugänglichen Stellen erfolgt wie z. B. an Dachkanten und Giebeln.

Antwort: Schwalbe

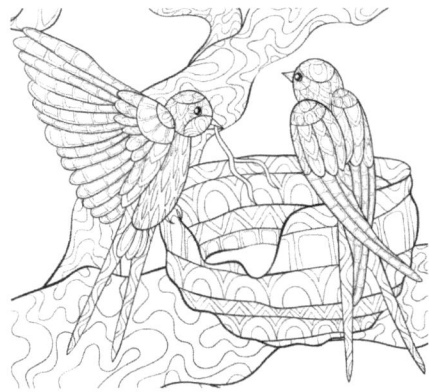

1. Gesucht wird eine Pflanze, die als Zeichen für Liebe und Glück steht.

2. Sie wird auch als Blume des Sonnengottes Apollo bezeichnet.

3. Wie das Maiglöckchen auch, gehört sie zu den Spargelgewächsen.

4. Mit ihren leuchtenden Blütenfarben ist sie eine der beliebtesten Frühlingsblumen.

5. Von März bis Mai betört sie mit ihrem unverkennbaren Blütenduft, der allerdings nicht jeder Nase gefällt.

6. Sie gedeiht drinnen und draußen, wird aber aufgrund des intensiven Duftes vorwiegend im Freien aufgestellt.

7. Am großen traubenartigen Blütenstängel bilden sich viele kleine gekräuselte Blüten.

Antwort: Hyazinthe

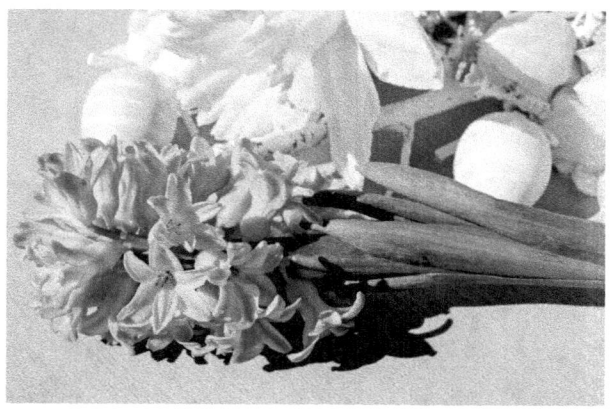

1. Gesucht wird eine Krankheit, die hauptsächlich im Frühjahr auftritt.

2. Die Krankheit steht mit bestimmten Pflanzen in Verbindung.

3. Haselnuss, Birke und Erle sind im Frühjahr die Hauptauslöser.

4. Die Nase läuft, die Augen jucken und brennen.

5. Bei Kindern ist diese Allergie die am häufigsten vorkommende überhaupt.

6. Der Name dieses besonderen Schnupfens erklärt sich damit, dass man früher beobachtet hatte, dass Menschen in der Nähe von Heu anfingen zu niesen.

Antwort: Heuschnupfen

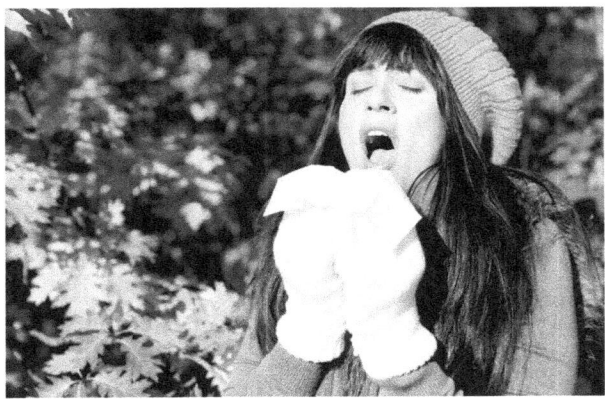

1. Gesucht wird ein Tier, das im Winter eine Winterstarre hält und diese Zeit an einem dunklen kühlen Ort verbringt.

2. Im natürlichen Rhythmus wacht es im März, April langsam wieder auf, sobald es draußen wärmer wird.

3. Durch schwankende Temperaturen kann es während der Winterstarre aufgeweckt werden, sodass ein Keller kein optimaler Aufenthaltsort ist.

4. Ein Kühlschrank ist für dieses Tier der beste Ort, um zu überwintern. Nach ungefähr 3 Monaten Winterzeit wird es wieder herausgenommen.

5. Je nach Art kann es in der freien Natur sogar einen tiefgefrorenen Zustand erreichen und Temperaturen von minus 20 Grad überstehen.

6. Der Rückenpanzer bietet einen sicheren Schutz vor Feinden, indem der Kopf und die Pfoten während der Winterstarre eingezogen sind.

Antwort: Schildkröte

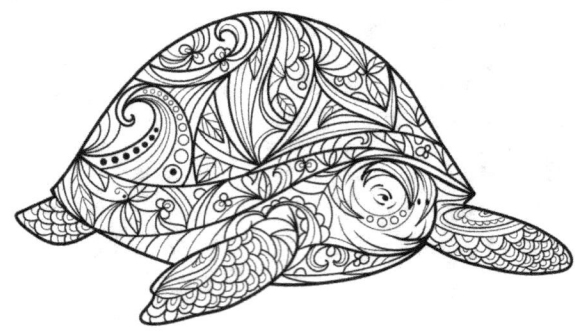

1. Gesucht wird eine Obstsorte, die botanisch gesehen eigentlich ein Gemüse ist.

2. Typisch sind dicke fleischige Blattstiele.

3. Von Natur aus ist der Geschmack sehr sauer und gegebenenfalls auch herb.

4. Die riesengroßen grünen Blätter sind für den Verzehr nicht geeignet.

5. Die Stängel eignen sich zum Essen, sollten aber ab Mitte Juli aufgrund dann enthaltener schädlicher Substanzen nicht mehr verzehrt werden.

6. Die Stängel werden zu Kuchen, Konfitüren, Kompott oder Säften verarbeitet.

Antwort: Rhabarber

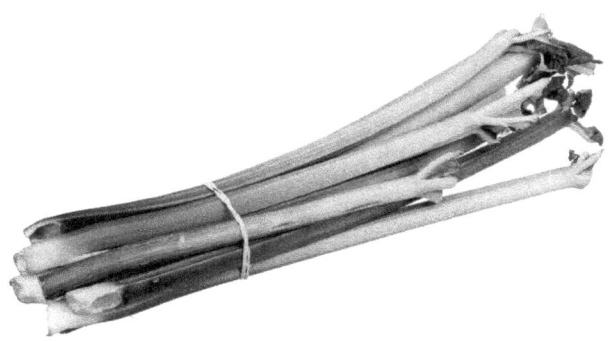

1. Gesucht wird ein bestimmter Ehrentag.

2. Er findet immer an einem Donnerstag im Mai oder Juni statt.

3. Früher war es üblich, an diesem Tag auf Feldern und Wiesen für eine gute Ernte zu beten.

4. Auf welches Datum dieser Tag fällt, hängt immer von Ostern ab.

5. Der gesuchte Ehrentag findet immer 39 Tage nach Ostern statt, nämlich an Christi Himmelfahrt.

6. Männergruppen unternehmen an diesem Tag Wanderungen in die Natur und enden dann nicht selten in einem Biergarten.

7. Väter werden von ihren Kindern mit selbstgebastelten oder lustigen Geschenken geehrt.

Antwort: Vatertag

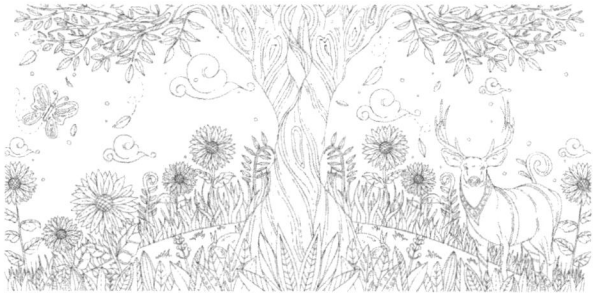

1. Gesucht wird eine bestimmte Substanz von blühenden Pflanzen.

2. So schön der blühende Frühling auch ist, nicht jeder freut sich darüber.

3. Es gibt viele Menschen, denen das Aufblühen der Natur körperlich zu schaffen macht.

4. Symptome wie Niesen, Husten oder tränende Augen sind für diese Menschen an der Tagesordnung.

5. Keine andere Pflanze gibt so viel von dieser umherfliegenden Substanz an die Umwelt ab wie die Birke.

6. Ohne diesen gesuchten Pflanzenbestandteil gäbe es keinen Heuschnupfen.

7. Eine andere Bezeichnung lautet Blütenstaub.

Antwort: Pollen

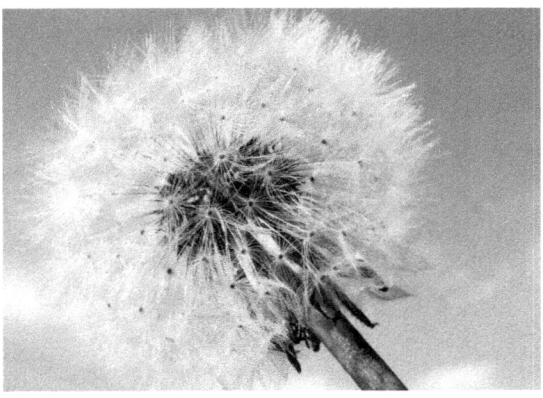

1. Wenn die farbenprächtigen Blüten dieses Strauches blühen, steht auch der Frühling in seiner vollen Blüte, denn die meisten Sorten blühen im Mai.

2. Früher fand man diesen beeindruckenden Zierstrauch nur in großen Gärten des Adels und in Bauerngärten.

3. Die doldenförmigen Blüten verbreiten einen intensiven und unverkennbaren Duft.

4. Häufig werden die hübschen Frühlingsblüten für Parfüms verwendet.

5. Wenn man im Garten steht und unvermittelt einen Duft wahrnimmt, dann ist er meistens auf diese Pflanze zurückzuführen.

6. Die weiße, rosa und lila Blütenpracht ist weithin sichtbar und zieht Schmetterlinge magisch an.

Antwort: Flieder

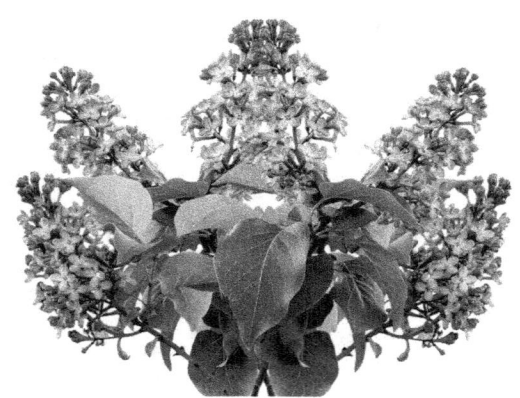

1. Gesucht wird ein Tier, dem es fast überall gefällt – in Parkanlagen, Gärten, Laubwäldern, auf Wiesen und sogar in Industriegebieten.

2. Noch bis vor 100 Jahren lebte es scheu im Wald.

3. Als Allesfresser ernährt es sich von pflanzlicher und fleischlicher Kost.

4. Typisch ist der leuchtend gelbe Schnabel des Männchens.

5. Man fragt sich, wozu es Flügel hat, denn die meiste Zeit des Tages verbringt es am Boden oder zumindest in dessen Nähe.

6. Es gehört zu den Drosseln und Singvögeln.

7. Eine andere Bezeichnung ist Schwarzdrossel.

Antwort: Amsel

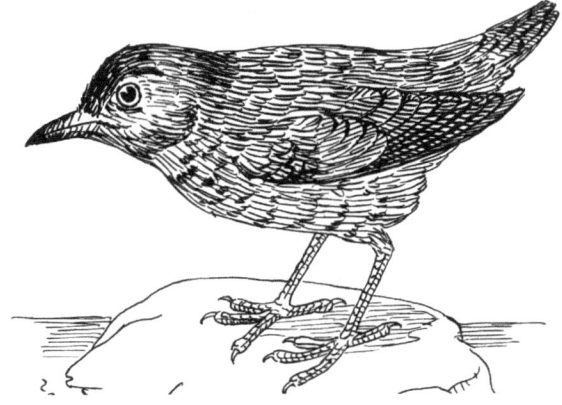

1. Spuren des Winters werden mit dieser Maßnahme beseitigt.

2. Kleidung vom Vorjahr wird hierdurch wieder passend gemacht.

3. Nach Karneval und vor Ostern steht die Fastenzeit an, sodass diese gesuchte Maßnahme häufig in dieser Zeit stattfindet.

4. Dem Winterspeck wird hiermit der Garaus gemacht.

5. Kalorienreiche Leckereien verschwinden eine bestimmte Zeit lang vom Teller.

6. Der Erfolg zeigt sich am Gürtel und auf der Körperwaage.

Antwort: Frühjahrsdiät

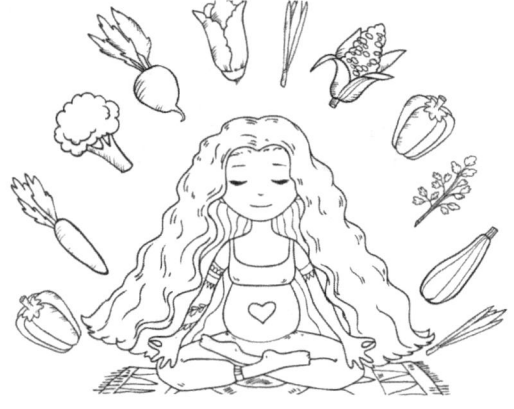

1. Gesucht wird ein Tier, das so gefräßig ist, dass es auch als Fressmaschine bezeichnet wird.

2. Es steigert sein Gewicht in sehr kurzer Zeit um das Tausendfache.

3. Sobald es erwachsen ist, hört es auf zu fressen.

4. Am Kopf hat es 12 kleine Punktaugen und winzige Fühler.

5. Typisch ist sein wurstförmiger Körper mit kurzen Stummelbeinchen.

6. Je nach Art ernährt es sich von Blüten, Blättern oder Wurzeln.

7. Es schlüpft aus den Eiern des Schmetterlings, der die meisten Eier im Frühling und Sommer ablegt.

8. Das gesuchte Tier verpuppt nach einigen Wochen, um dann selbst ein Schmetterling zu werden.

Antwort: Raupe

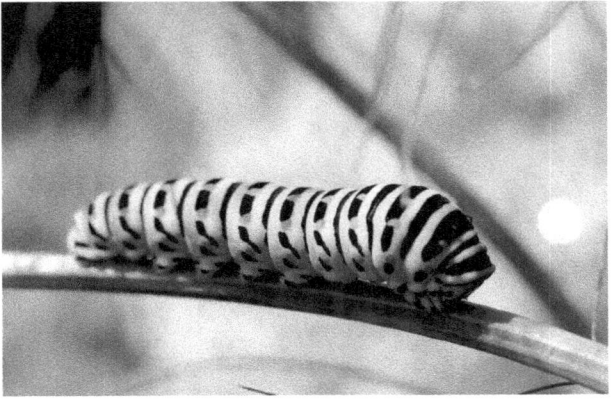

1. Gesucht wird ein Monat.

2. In diesem Monat findet die Sonnenwende statt.

3. Auf der Nordhalbkugel ist in diesem Monat der längste Tag mit der kürzesten Nacht des Jahres.

4. Ab dem 22. des Monats werden die Tage wieder kürzer.

5. Der Frühling geht in diesem Monat zu Ende.

6. Eine alte Bauernegel besagt: „Ist dieser Monat warm und nass, gibt`s viel Korn und noch mehr Gras".

7. In diesem Monat findet der Siebenschläfertag statt: „Regnet`s am Siebenschläfertag, es noch sieben Wochen regnen mag".

Antwort: Juni

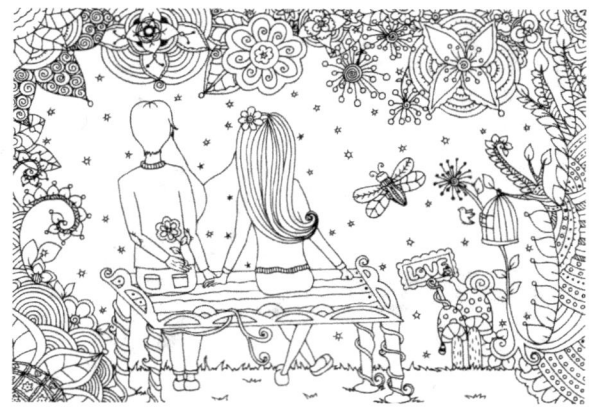

1. Wenn man den Frühling schmecken möchte, dann gelingt das mit diesem Kraut.

2. Man findet es an schattigen Orten in Laub- und Mischwäldern.

3. Die Blüte- und Erntezeit dauert von April bis Anfang Mai.

4. Das Kraut hilft beim Einschlafen und wirkt beruhigend.

5. Der typische Geruch entwickelt sich erst, wenn das Kraut welkt.

6. Es schmeckt nicht nur in der typischen Maibowle, sondern auch im Wackelpudding, Eis und Bier.

7. Durch seine intensive Farbe verleiht es den Lebensmitteln eine kräftige grüne Farbe.

Antwort: Waldmeister

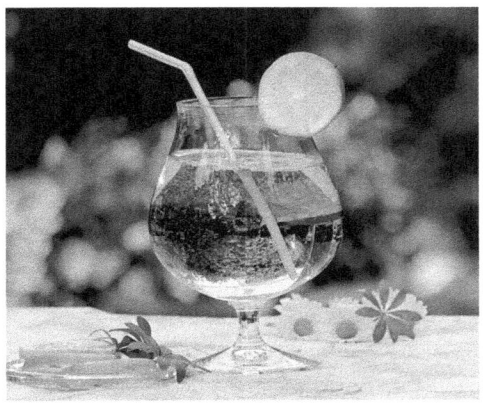

1. Gesucht wird ein stiller Feiertag.

2. Die Kirchenglocken verstummen an diesem Tag.

3. Die Kirchengestaltung ist spartanisch, es werden weder Kerzen noch Blumen auf den Altar gestellt.

4. Lieder werden ohne eine Orgelbegleitung gesungen.

5. Nachmittags findet in vielen Kirchen eine Kreuzwegandacht statt.

6. Für gläubige Christen ist dies ein besonders wichtiger Tag in der Osterzeit.

7. Der Überlieferung nach ist dies der Todestag von Jesus, und an diesem Freitag vor Ostern wird daran erinnert.

Antwort: Karfreitag

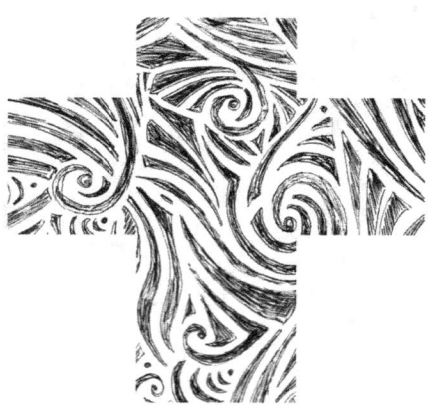

1. Gesucht wird ein Tier, das in fast jedem Land anzutreffen ist.

2. Es ist äußerst anpassungsfähig, sodass es auch in einer noch so zubetonierten Umgebung überleben kann.

3. Wenn es Essensreste von Menschen ergattern kann, pickt es sie gerne auf.

4. Es hat einen so starken Schnabel, dass es harte Körner und Samen aufbrechen kann.

5. Ab Februar begibt es sich auf die Suche nach einem neuen Nistplatz.

6. Im Winter hat es ungefähr 400 Federn mehr als im Sommer.

7. Es zählt zu den Singvögeln, aber der Gesang besteht hauptsächlich aus sich ständig wiederholenden Tschilp-Rufen.

8. Die gesuchte Bezeichnung für dieses Tier wird auch als Kosename verwendet.

Antwort: Spatz

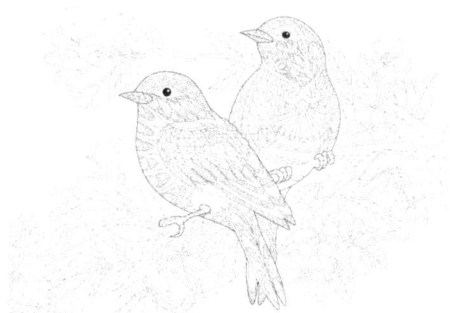

1. Auf sie ist Verlass, denn sie kommen immer pünktlich.

2. Sie bringen nicht nur Regen und Gewitter, sondern auch Kälte und Nachtfrost.

3. Gesucht wird eine bestimmte Zeit im Frühjahr, die für einen Kälteeinbruch sorgt.

4. Nach dieser Zeit wird es in der Regel deutlich wärmer.

5. Mit dem gesuchten Begriff wird die Zeit vom 11. bis 15. Mai bezeichnet.

6. Für Gartenliebhaber heißt dies, dass man bis zu diesem Tag nichts pflanzen sollte, weil es sonst erfrieren kann.

7. Eine alte Bauernregel besagt: „Vor Nachtfrost du nie sicher bist, bis Sophie vorüber ist".

Antwort: Eisheilige

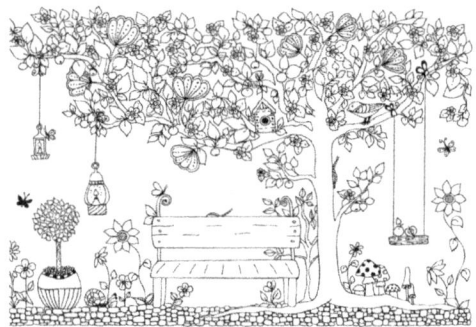

1. Gesucht wird einer besonders beliebter blumiger Frühlingsbote.

2. Mit farbenfrohen großen Blüten in gelb, rot, weiß, blau, violett oder sogar mehrfarbig kommt Frühlingslaune nach drinnen und draußen.

3. Typisch sind die großen Blütenblätter, von denen zwei nach oben und seitlich zeigen und eins nach unten gerichtet ist.

4. Die Blütenblätter sind essbar und machen mit den bunten Farben jeden Teller zu einem tollen Hingucker.

5. Im Frühjahr richten sich die Blütenblätter häufig nach der Sonne, weshalb die Blume auch Schöngesicht genannt wird.

6. Die kleine Schwester dieser beliebten Frühlingsblume heißt Hornveilchen.

7. Das unterste große Blütenblatt wird als Stiefmutter bezeichnet.

Antwort: Stiefmütterchen

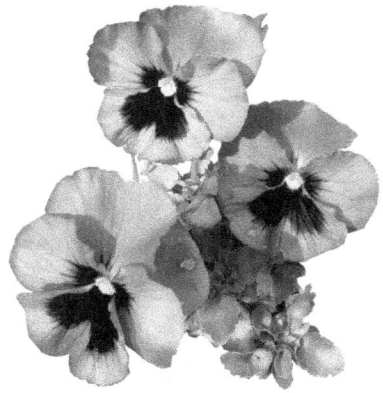

1. Diese Pflanze gibt es nur im Frühjahr, und zwar von März bis Mai.

2. Man findet sie in Laub- und Mischwäldern oder fertig zu kaufen auf dem Markt.

3. Wenn es im Frühling im Wald würzig riecht, dann liegt es meistens an dieser Pflanze.

4. Sie kann vielfältig in der Küche verwendet werden, sei es als Suppe, Aufstrich oder Butter.

5. Sie ist nicht jedermanns Geschmack, denn dieser erinnert sehr an Knoblauch.

6. Die Blätter sind denen von Maiglöckchen zum Verwechseln ähnlich.

Antwort: Bärlauch

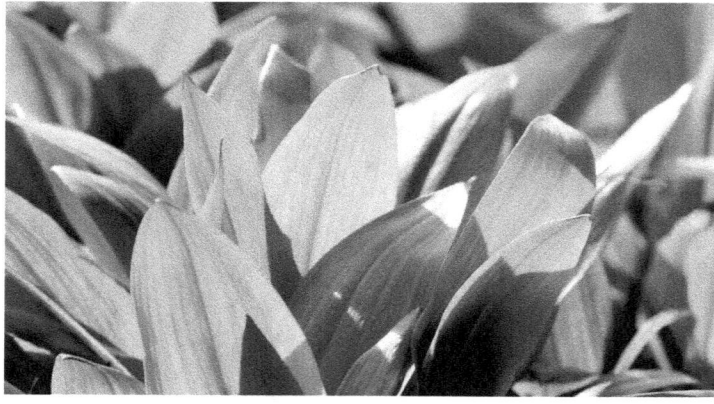

1. Gesucht wird der einzige Winterschläfer unter den Insektenfressern.

2. Seinen Winterschlaf beendet er im März, sodass er pünktlich zum Frühlingsbeginn wieder im heimischen Garten erscheint.

3. Einen ungestörten Winterschlaf verbringt er gerne in einem einfachen Laubhaufen oder Holzstapel.

4. Wenn er in den Wintermonaten gefüttert wird oder sich mithilfe vom Futternapf von Nachbars Katze ernährt, kann er auf Winterschlaf verzichten.

5. Er ernährt sich am liebsten von Regenwürmern, Insekten und Schnecken.

6. Wenn er nicht gesund ist, kann sich dies durch ein schütteres Stachelkleid zeigen.

7. Bei Gefahr rollt er sich ein und ist als stachelige Kugel mit bis zu 8.000 Stacheln nicht angreifbar.

Antwort: Igel

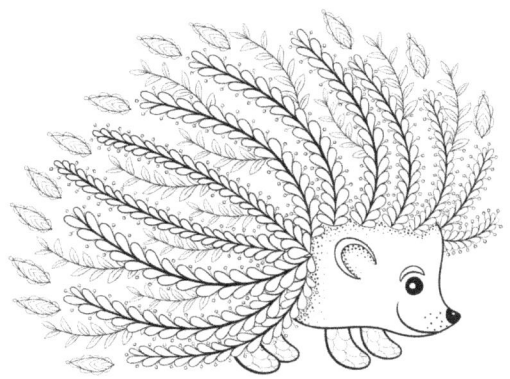

Wichtige Hinweise

Alle Angaben in diesem Buch wurden sorgfältig und nach bestem Wissen erstellt und erfolgen ohne Verpflichtung oder Garantie der Autorin und des Verlages. Sie übernehmen keine Verantwortung und Haftung für das Gelingen, sowie für Personen-, Sach- und Vermögensschäden.

1. Auflage 2018
Herausgeber und Copyright©:
SuperSenior® Marketing Ltd.
Quastenhornweg 2a
14089 Berlin

www.ingramcontent.com/pod-product-compliance
Lightning Source LLC
Chambersburg PA
CBHW071240220526
45468CB00002B/944